www.ingramcontent.com/pod-product-compliance
Lightning Source LLC
LaVergne TN
LVHW021048100526
838202LV00079B/4902
* 9 7 8 3 7 4 9 7 1 2 1 3 7 *